DU

STRABISME.

OPÉRATIONS

PRATIQUÉES POUR SA GUÉRISON,

PAR EDMOND SIMONIN,

DOCTEUR EN MÉDECINE DE LA FACULTÉ DE PARIS ; CHIRURGIEN EN CHEF DES HÔPITAUX CIVILS DE NANCY ; PROFESSEUR ADJOINT CHARGÉ DES COURS DE CLINIQUE CHIRURGICALE ET DE MÉDECINE OPÉRATOIRE A L'ÉCOLE SECONDAIRE DE MÉDECINE DE LA MÊME VILLE ; MEMBRE CORRESPONDANT DE LA SOCIÉTÉ ROYALE DES SCIENCES, LETTRES ET ARTS DE NANCY, ET DE LA SOCIÉTÉ DES SCIENCES, AGRICULTURE ET ARTS DU DÉPARTEMENT DU BAS-RHIN.

.... Et ce que je crois bien je le fais.

GRATIEN ARNOUD, Doct. phil.

A PARIS,

J.-B. BAILLIÈRE, LIBRAIRE, RUE DE L'ÉCOLE DE MÉDECINE, 13.

NANCY.

GRIMBLOT, RAYBOIS ET Cie, Place Stanislas, 7, et rue Saint-Dizier, 127.

CHEZ L'AUTEUR, Rue des Carmes, 29.

1841.

DU

STRABISME,

OPÉRATIONS

PRATIQUÉES POUR SA GUÉRISON.

NANCY, IMPRIMERIE DE RAYBOIS Cie.

DU

STRABISME.

OPÉRATIONS

PRATIQUÉES POUR SA GUÉRISON,

PAR **EDMOND SIMONIN**,

DOCTEUR EN MÉDECINE DE LA FACULTÉ DE PARIS ; CHIRURGIEN EN CHEF DES HÔPITAUX CIVILS DE NANCY ; PROFESSEUR ADJOINT CHARGÉ DES COURS DE CLINIQUE CHIRURGICALE ET DE MÉDECINE OPÉRATOIRE A L'ÉCOLE SECONDAIRE DE MÉDECINE DE LA MÊME VILLE ; MEMBRE CORRESPONDANT DE LA SOCIÉTÉ ROYALE DES SCIENCES, LETTRES ET ARTS DE NANCY, ET DE LA SOCIÉTÉ DES SCIENCES, AGRICULTURE ET ARTS DU DÉPARTEMENT DU BAS-RHIN.

..... Et ce que je crois bien je le fais.

GRATIEN ARNOUD, Doct. phil.

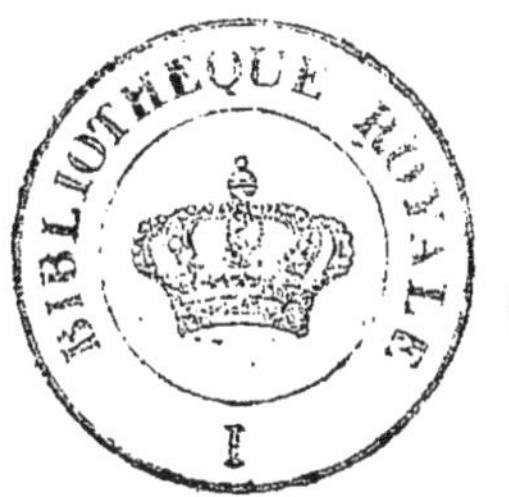

A PARIS,

J.-B. BAILLIÈRE, LIBRAIRE, RUE DE L'ÉCOLE DE MÉDECINE, 13.

NANCY.

GRIMBLOT, RAYBOIS ET Cie, Place Stanislas, 7, et rue Saint-Dizier, 127.

CHEZ L'AUTEUR, Rue des Carmes, 29.

1841.

1° Causes du Strabisme.

2° Relations des opérations pratiquées pour sa guérison.

3° Réflexions sur les principales méthodes opératoires.

CAUSES

DU

STRABISME.

On appelle strabisme l'affection de l'œil, dont le principal symptôme est constitué par la direction vicieuse de la pupille vers le nez, le front, la tempe ou la joue. Outre cette direction anormale, il existe très-fréquemment, chez les personnes atteintes de cette difformité, une diminution notable de la faculté visuelle de l'un des yeux.

Le strabisme reconnaît des causes bien différentes :

Tantôt c'est la présence d'une pupille artificielle, ou l'opacité de quelques points de la cornée, qui oblige l'œil à se récliner d'un côté ou de l'autre pour permettre aux rayons lumineux de traverser les parties de l'œil restées transparentes.

Tantôt le strabisme est la conséquence de la portée inégale des yeux, ce qui force le sujet, pour éviter la vision confuse, à écarter l'œil le plus faible pour se servir exclusivement du meilleur. Cette théorie de Buffon dominait dans la science avant l'indication de la troisième cause que je vais exposer, c'est-à-dire, jusqu'en 1839.

A la suite de convulsions générales ou partielles, les muscles de l'œil peuvent se contracter d'une manière vicieuse et permanente; le strabisme existe alors. Cette cause a été indiquée par M. Guérin, et prouvée pour toutes les déviations du squelette (1).

Donc trois variétés de strabisme établies d'après leur origine différente :

1° Strabisme, conséquence de l'opacité des milieux de l'œil.

2° Strabisme, suite de la portée inégale des yeux.

3° Strabisme par contraction musculaire.

La première variété que j'ai indiquée doit toujours être respectée.

La deuxième peut, dans certains cas, être combattue par une volonté énergique de la part de celui qui en est atteint. L'opération est destinée à y remédier souvent.

Quant à la troisième variété, l'opération seule peut en opérer la guérison.

Il est important de savoir que, dans la deuxième espèce de strabisme, l'œil dévié par suite d'une vision

(1) Les pieds bots, les déviations de la taille, le torticolis, etc. J'ai pratiqué avec succès en 1840, sur une jeune demoiselle, la section du sterno-mastoïdien pour remédier à un torticolis datant de quatorze ans et dont la cause était celle que je viens de signaler.

inégale, perd de plus en plus sa faculté visuelle, et que, si le strabisme tient à la contraction musculaire, l'œil perd également cette faculté.

L'opération, dans ces deux derniers cas, est destinée à vaincre la contraction musculaire, qu'elle soit primitive ou secondaire, et permet alors à l'œil replacé normalement, de récupérer la faculté visuelle en tout ou en partie.

Cette opération n'est donc pas seulement pratiquée par pure coquetterie, mais encore pour augmenter la vision.

Il est évident que, dans certains cas où la faculté visuelle est totalement abolie d'un côté, si le sujet n'est point sensible à la difformité, il est du devoir du chirurgien de ne faire aucune opération.

Si M. Guérin a la gloire d'avoir publié les idées qui devaient avoir pour résultat la section des muscles de l'œil, c'est à M. Stromeyer, chirurgien du Hanovre, qu'est due l'indication du procédé opératoire, et ce fut M. Dieffenbach qui le mit à exécution à Berlin en 1840.

En France, ce fut M. Guérin qui, le premier, pratiqua cette opération en juillet 1840. A quelques jours de distance, M. Huard, du Hâvre, pratiqua également la section des muscles de l'œil. Le 28 du même mois, je tentai cette ténotomie à ma clinique de l'hôpital Saint-Charles, en présence de plusieurs docteurs et des élèves de l'école de médecine de Nancy. Cette première opération dura 90 secondes. En faisant mes expériences sur le cadavre, j'avais espéré introduire le premier en France cette belle conquête de la chirurgie moderne; mais l'occasion d'opérer ne se présenta pas immédiatement. Je crois pouvoir revendiquer la troisième place, quant à la priorité, dans l'histoire de cette opération en France; depuis, de nombreux opérateurs se sont signalés, tant à Paris qu'à l'étranger; les principaux connus jusqu'à ce jour, sont MM. Dieffenbach, Crommelinck, Ingeston, Philipps, Roux, Velpeau, Baudens, Sedillot, Amussat, Lucien-Boyer, Jobert de Lamballe et Caron du Villards.

Je trouvai, le 4 juillet 1840, la confirmation de la théorie de M. Guérin. Répétant sur le cadavre le procédé de ténotomie qui m'était connu (celui de M. Ingeston, de Londres), je trouvai sur une petite fille de sept ans, morte à l'hospice Saint-Stanislas, le muscle droit interne très-rouge, très-charnu et d'un volume double de celui du côté opposé. D'après la nouvelle théorie du strabisme, je devais conclure à priori que cette jeune fille en avait été atteinte. Je pris en conséquence immédiatement des renseignements à l'hospice Saint-Stanislas, et je reçus l'assurance que le sujet en question avait été strabique. Il ne faudrait pas cependant appliquer cette théorie indistinctement, et croire que l'hypertrophie d'un muscle entraîne nécessairement une déviation du globe oculaire lui-même. A quelques jours de distance du fait que je viens de rapporter, je trouvai de nouveau le muscle droit interne hypertrophié sur une fille âgée de dix ans, morte dans mon service à Saint-Stanislas, et qui certainement n'était point strabique.

Dans les observations qui vont suivre, on trouvera également la preuve que le strabisme peut exister sans que les muscles qui dévient l'œil aient acquis une dimension anormale, malgré leur contraction permanente, et que, cependant, l'opération convient parfaitement dans ces cas. Quoique cette ténotomie soit récente, elle a déjà été pratiquée bien des fois, et à des âges bien différents : des enfants de trois ans, cinq ans, huit ans ont été opérés avec succès. Il est nécessaire d'ajouter que si, dans les premiers temps où cette opération fut pratiquée, tous les sujets opérés, tant en France qu'en Allemagne et en Angleterre, ne présentèrent pas un brillant résultat, la cause en fut dans l'ignorance où l'on se trouvait alors des écueils à éviter dans cette opération, dans le choix de mauvais procédés opératoires, ou le peu d'expérience pratique des opérateurs.

hypertrophie sur une fille âgée de dix ans, morte dans mon service à Saint-Stanislas et qui certainement n'était point strabique.

Dans les observations qui vont suivre, on trouvera également la preuve que le strabisme peut exister sans que les muscles qui dévient l'œil aient acquis une dimension anormale, malgré leur contraction permanente, et que, cependant, l'opération convient parfaitement dans ces cas. Quoique cette ténotomie soit récente, elle a déjà été pratiquée bien des fois, et à des âges bien différents : des enfants de trois ans, vingt ans, huit ans ont été opérés avec succès. Il est nécessaire d'ajouter que si, dans les premiers temps où cette opération fut pratiquée, tous les sujets opérés, tant en France qu'en Allemagne et en Angleterre, ne présentèrent pas un brillant résultat, la cause en fut dans l'ignorance où l'on se trouvait alors des écueils à éviter dans cette opération, dans le choix de mauvais procédés opératoires, ou le peu d'expérience pratique des opérateurs.

RELATIONS

DES

OPÉRATIONS PRATIQUÉES.

PREMIÈRE OPÉRATION.

(28 juillet 1840.)

DOUBLE STRABISME CONVERGENT. SECTION SIMPLE DU MUSCLE DROIT INTERNE D'UN SEUL OEIL. AMÉLIORATION TRÈS-REMARQUABLE DANS LA VISION. GUÉRISON EN QUATRE JOURS.

—

Deblaye âgé de trente-deux ans, atteint de strabisme convergent des deux yeux, mais principalement du côté gauche, prétendit, (d'après le dire de ses parents) n'être point atteint de strabisme depuis sa naissance, mais seulement depuis l'âge de trois ans à la suite de convulsions. L'œil droit avait conservé sa faculté visuelle fort normale, mais peu à peu l'œil gauche avait presque perdu cette propriété ; cet œil ne pouvait distinguer les plus gros caractères imprimés. Les pupilles se contractaient uniformément à droite et à gauche, et avec assez de vivacité.

Avant de parler de l'opération, je vais indiquer les instruments qui furent employés.

1° Ténaculum pour relever la paupière supérieure comme dans l'opération de la cataracte.

2° Airigne double ressemblant à une des branches des pinces de Museux, extrêmement aiguë à ses pointes, mais dans une petite étendue, montée sur un manche quadrillé et aplati. (1)

3° Pince indiquée par Amussat pour la torsion des artères.

4° Couteau à cataracte de Wenzel, c'est-à-dire tranchant des deux côtés.

5° Couteau à cataracte de Wenzel, dont la pointe cassée à dessein et les tranchants ont été émoussés. Ce couteau étant destiné à décoller la conjonctive d'avec la sclérotique, sans faire usage d'instruments tranchants, enlève tout danger à l'opération.

6° Crochet recourbé, supporté par un pédicule étroit et long, monté sur un manche quadrillé et aplati.

7° Ciseaux à pointes mousses, coudés dans le sens de leur tranchant.

(1) De nombreux essais sur le cadavre m'ont prouvé que ce n'est point sur la conjonctive seule qu'il faut placer l'airigne, mais aussi sur la sclérotique; autrement la conjonctive se décollant, l'œil n'est point fixé.

OPÉRATION.

Le malade est assis sur une chaise, une serviette entourant le corps, les bras et le dossier de la chaise. L'œil droit est fermé, comprimé par une pelotte de charpie et une bande. L'expérience m'ayant appris que, dès qu'un œil est comprimé, l'autre se meut fort difficilement. La tête est renversée sur la poitrine d'un aide, qui, d'une main, la maintient, et, de l'autre, relève la paupière supérieure à l'aide du ténaculum. Un second aide, placé à la gauche du malade, abaisse avec la main gauche la paupière inférieure. Le malade alors ayant reçu l'ordre de tourner son œil en dehors autant qu'il lui est possible, j'implante l'airigne à une ligne de la partie interne de la cornée, après avoir ôté à l'œil une partie de sa sensibilité, en passant légèrement le doigt sur lui. Le second aide maintient cette airigne de la main droite. La main gauche armée d'une pince, je saisis la conjonctive en dedans de l'airigne, puis, avec le couteau tranchant tenu de la main droite, je divise nettement à deux lignes de la cornée, entre l'airigne et la pince, la conjonctive de haut en bas dans l'étendue d'un demi-pouce. Soutenant toujours avec mes pinces la conjonctive incisée, je quitte le couteau tranchant pour prendre le couteau mousse avec lequel je décolle de proche en proche la conjonctive, jusqu'à ce qu'apparaisse le corps du muscle droit interne. Quittant le couteau mousse, je saisis le crochet et l'introduis sous le muscle; le second aide enlève alors l'airigne, et recevant de moi le crochet, tire l'œil légèrement en dehors. Les ciseaux introduits sous le crochet coupent le muscle à l'endroit où il s'insère à l'aponévrose. Quelques gouttes de sang sont à peine versées.

Quelques minutes après l'opération, la douleur cesse complétement. Une ecchymose se montre à l'angle interne; le mouvement de l'œil vers le nez n'est point complètement aboli, mais il est fort lent et incertain.

L'œil est recouvert de compresses trempées dans l'eau froide et quelques heures après dans l'eau de goulard froide. La peau devenant un peu chaude, une saignée d'une livre est pratiquée. (Diète, limonade, sirop de groseille.) Quatre heures après l'opération, l'œil est bien moins gonflé, la trace de l'incision n'existe plus. Le soir, le malade n'ayant pas de fièvre, je permets un bouillon.

29 juillet, lendemain de l'opération. — Le malade a dormi 3 heures, la peau est fraîche, le pouls naturel, l'œil est moins rouge, nulle douleur, le malade est calme, content, il se lève une partie de la journée. (Prescription : soupe, orangeade, sulfate de soude 30 grammes, bain de pieds sinapisé, eau de goulard sur l'œil, bandeau noir.) Le purgatif occasionne neuf selles.

30. — Le malade a dormi toute la nuit, et les topiques

froids ne sont point restés en place, l'œil offre une rougeur plus intense que la veille, et approchant de la rougeur inflammatoire; du reste aucune douleur. (Potages, infusions de mauve pour boisson, bain de pieds sinapisé, réfrigérants sur l'œil, repos au lit.)

31. — La couleur blanche normale de la conjonctive commence à poindre au milieu de la rougeur observée la veille. (Aliments légers, bain de pieds, eau froide sur l'œil.) L'œil est droit, le malade rend compte de l'état de la vision; avant l'opération, l'œil était tellement tourné vers le nez, qu'il n'apercevait pas le jour. Depuis la section du muscle droit interne, la lumière apparaît toujours devant lui, et il distingue les objets en masse.

1er août; fin du quatrième jour depuis l'opération. — Le malade retourne à ses travaux habituels; l'œil est encore couvert d'un bandeau noir. (Aliments ordinaires, bain de pieds).

3 août. — Le bandeau est supprimé, l'opéré boit du vin, la teinte écarlate de la conjonctive est remplacée par la teinte jaune.

8 août. — L'œil semble revenir un peu en dedans, l'ecchymose de la conjonctive persiste sous les paupières; il est évident que la partie en contact avec l'air a guéri plus vite. Le malade affirme que, le jour même de l'opération, il eût pu reprendre son travail habituel.

21 août. — Il n'y a plus de rougeur dans aucune partie de l'œil. L'opéré se félicite d'avoir eu la confiance de

se faire opérer. (1) L'œil est très-légèrement tourné en dedans.

Examiné six mois après, l'œil opéré se trouvait dans la position indiquée plus haut, mais percevant toujours les rayons lumineux devant lui, comme immédiatement après l'opération.

Il est important de mentionner que le muscle coupé ne se trouvait point hypertrophié, en apparence du moins. Il faut attribuer le retour léger de l'œil vers l'angle interne, à ce que le muscle a été coupé près de son aponévrose sans que celle-ci eût été largement incisée en haut et en bas, ce qui a pu permettre à l'aponévrose de remplacer le muscle lui-même, quoique avec moins de puissance, immédiatement après l'opération; car je n'admets pas que les muscles obliques seuls aient cette faculté. Au moment où je pratiquai cette première opération, cet écueil n'avait point encore été signalé.

(1) Deblaye savait, avant d'être opéré, que je n'avais encore ni vu faire, ni fait cette opération; mais il avait confiance en moi, ayant été infirmier du service chirurgical de l'hôpital St.-Charles.

DEUXIÈME OPÉRATION.

(1er septembre 1840.)

STRABISME DIVERGENT DE L'OEIL DROIT. OPÉRATION. SECTION SIMPLE DU MUSCLE DROIT EXTERNE. GUÉRISON. AMÉLIORATION SENSIBLE DANS LA VISION.

—

Mme ***, âgée de trente-cinq ans, était affectée depuis son enfance de strabisme de l'œil droit; l'œil était tourné tellement en dehors, qu'il était impossible d'apercevoir le blanc de la conjonctive. Une de ses sœurs est affectée encore de la même infirmité. La portée visuelle de l'œil strabique était bien plus courte que celle de l'œil gauche; c'était par ce dernier seul que s'opérait la vision; l'œil malade, rejeté en dehors, percevait les objets en masse; les pupilles se contractaient également.

L'opération eut lieu, le 1er septembre 1840. Le procédé opératoire, décrit dans l'observation précédente, fut mis en usage. Je n'en changeai que le premier temps; voulant diminuer le nombre des instruments nécessaires à l'opération, j'ouvris la conjonctive avec les ciseaux destinés à couper le muscle, j'espérais, en agissant ainsi, éviter l'emploi du petit couteau. Mais je me convainquis en opérant, que le couteau tranchant est préférable. En effet, avec les ciseaux, j'ouvris bien moins nettement la conjonctive, et le couteau mousse dédoubla cette membrane au lieu de la décoller. Il en résulta de l'hésitation pour trouver le muscle, caché qu'il était par du tissu cellulaire teint de sang, et enfoncé plus profondément qu'il ne paraissait l'être au premier abord. L'œil, aprés l'opération, resta droit; le mouvement en dehors fut impossible.

La douleur produite par l'opération cessa immédiatement après, l'œil fut recouvert de compresses trempées dans l'eau de goulard froide. La diète fut prescrite, et je fis prendre à la malade vingt grammes de sulfate de soude.

Le 2 septembre, la malade prit quelques potages.

Le 3, pour hâter la résolution de l'ecchymose et empêcher toute fluxion vers l'œil, je prescrivis un léger purgatif et des pédiluves. Ces précautions me parurent nécessaires, parce que Mme ***, s'occupant de son ménage, se trouvait sans cesse exposée au feu.

Le 4 et jours suivants, je prescrivis un collyre avec la pierre divine.

Vers le huitième jour, la conjonctive qui avait été le siége de la plaie, se tuméfia légèrement, mais cette tuméfaction disparut par la continuation des moyens déjà indiqués.

25 septembre. — L'opérée se trouva complétement guérie, elle sortit, et remarqua que la teinte jaune de l'œil, suite de l'ecchymose, disparaissait plus rapidement depuis que cet organe était exposé à l'air. A cette époque, Mme *** éprouvait de la confusion en regardant les objets.

J'examine cinq mois après l'opérée, je trouve l'œil droit; les pupilles se contractent également, les yeux marchent avec ensemble, il est impossible de trouver sur l'œil la trace de l'opération. Les objets sont toujours vus par les deux yeux à la fois, et lorsque Mme *** couvre l'œil qui n'a pas été opéré, elle affirme que la vision de celui qui a subi l'opération est améliorée, elle voit plus loin, plus distinctement. Mme *** m'exprime de nouveau sa reconnaissance pour le service que je lui ai rendu.

Le muscle coupé semblait être plus charnu que d'habitude, mais il est impossible de l'affirmer, puisque la comparaison sur le vivant est impossible.

TROISIÈME OPÉRATION.

(9 janvier 1841.)

DOUBLE STRABISME CONVERGENT. SECTION ET RÉSECTION DU MUSCLE DROIT INTERNE DE L'OEIL GAUCHE. GUÉRISON.

—

Izinger (Michel), âgé de 31 ans, se trouvant à l'hôpital Saint-Charles, pour être traité de la congélation de cinq doigts des mains, est strabique des deux yeux depuis l'âge de cinq ans. Les deux yeux se tournent vers le nez très-fortement, le gauche semble s'y incliner davantage que l'œil droit.

L'œil gauche est le meilleur pour la vision, l'œil droit voit moins bien, cependant avec ce dernier, le malade peut lire à plusieurs pieds ; la pupille droite est immobile, la gauche se contracte assez bien. Le malade a les yeux très-enfoncés et petits, il est très-pusillanime.

Le malade est placé sur un siége, la tête renversée ; j'ai la plus grande peine à implanter la double airigne, et les mouvements de tête violents obligent à plusieurs reprises de lâcher l'œil. La conjonctive est incisée avec le couteau de Wenzel, après qu'elle a été tendue du côté du nez, au moyen d'une pince à mors très-fins. Cette incision ne peut être prolongée aussi loin en haut et en bas que je me l'étais proposé, à cause des mouvements du malade qui me forcent à enlever tous les instruments.

Après avoir été encouragé, Izinger reprend sa première position; les deux bords de l'ouverture conjonctivale sont tendus, le couteau mousse décolle la conjonctive; un crochet passé dans l'ouverture va charger le muscle fortement contracté sur le globe oculaire; l'airigne est enlevée, un second crochet est introduit du côté du nez sous le muscle, qui, à l'aide de ces deux instruments, est soulevé et coupé le plus près possible du crochet qui se trouve à la partie interne; le malade se livrant à de violents mouvements, les deux crochets sont retirés quelques secondes. Après je passe un petit morceau d'éponge fixé entre les mors d'une pince à bouton, sur la solution de continuité. Je recherche le muscle, la portion interne est contractée et ne se retrouve plus, la portion cornéale est réséquée dans l'étendue d'une ligne, tout ce qui est charnu est enlevé, toutes les adhérences aponévrotiques sont réséquées en haut et en bas (1). L'opération est terminée. L'œil est lavé à l'eau froide.

Quelques secondes se passent et les paupières sont écartées de nouveau. Le globe oculaire est un peu déjeté du côté du muscle droit externe. Sur l'invitation répétée de porter l'œil en dedans, le malade se livre longtemps à des efforts qui n'ont *aucun résultat*; au contraire, lorsqu'on l'engage à amener l'œil en dehors,

(1) Cette portion musculaire rescisée avait environ trois lignes avant que le muscle fût coupé. — Le muscle, pendant cette opération, a paru hypertrophié.

cet organe se porte immédiatement dans ce sens, mais sans vivacité. Quelques ecchymoses se font remarquer sous la conjonctive en haut et en bas. — Nulle douleur. (Compresse imbibée d'eau froide sur l'œil, diète, bain de pieds sinapisé, saignée.)

Dans la soirée, la peau devient un peu chaude, mais il n'y a pas de fièvre.

10 février, lendemain de l'opération. — Nuit assez bonne, pas de fièvre, l'œil est très-droit, il peut se mouvoir un peu en dedans, l'ecchymose est moins forte. (3 soupes).

11. Demi portion d'aliments.

12. L'œil ne peut pas se mouvoir en dedans, et reste un peu en dehors. 3/4 de portion d'aliments.

13. L'œil a récupéré son mouvement en dedans, la conjonctive est bien moins rouge, le malade demande à être opéré du côté droit dans le courant de la journée.

(La suite de cette observation est comprise sous le titre de quatrième opération.)

QUATRIÈME OPÉRATION.

(13 janvier 1841.)

DOUBLE STRABISME CONVERGENT, SUITE DE L'OBSERVATION PRÉCÉDENTE. SECTION ET RÉSECTION DU MUSCLE DROIT INTERNE DU CÔTÉ DROIT.

—

Ce fut le 13 janvier, à la fin du quatrième jour à partir du moment de la première opération, que j'entrepris la section du muscle de l'œil droit. J'avais espéré que le moral du malade serait plus ferme, puisqu'il avait déjà connaissance de tous les temps de l'opération, il n'en fut rien, et il se livra aux mouvements les plus désordonnés, il n'eut pas même le courage de se laisser ouvrir tranquillement les paupières. Pour cette opération, la position des aides fut différente de celle qu'ils occupaient lors de la première opération sur ce sujet.

Un premier aide renversa la tête du malade sur sa poitrine, releva la paupière avec le tenaculum tenu de la main gauche, et de la droite, il s'apprêta à maintenir l'airigne.

Un deuxième aide placé à la droite de l'opéré abaissa la paupière inférieure avec le doigt indicateur.

Moi-même, je pris le couteau avec la main gauche. Après nombre de tentatives infructueuses pour fixer l'œil avec l'airigne, je renonce à ce moyen ; je saisis la conjonctive avec des pinces près de la caroncule lacrymale, l'œil s'agitant alors un peu moins, je place une nouvelle pince sur la conjonctive près de la cornée, j'incise la conjonctive, je la décolle, je passe le crochet mousse qui s'enfonce dans les fibres charnues du muscle, je passe sous ces fibres le deuxième crochet, je coupe le muscle, j'enlève toutes les fibres charnues du côté de la cornée, je détruis largement les adhérences aponévrotiques au-dessus et au-dessous du muscle lui-même, l'opération est terminée. Chacun des temps de cette opération fut interrompu par des mouvements du malade qui cependant voulait être opéré. Il est impossible de se faire l'idée de la difficulté qu'offrit cette ténotomie. Après l'opération, la douleur fut presque nulle. La prescription fut : eau froide sur l'œil, diète, bain de pieds sinapisé. Par erreur on donna au malade immédiatement après l'opération, à quatre heures du soir, les trois quarts de portion, et, à mon grand étonnement, il ne survint ni fièvre ni même chaleur à la peau, l'opéré rit de mes craintes.

14 février, lendemain de l'opération. — Izinger a dormi, il souffre peu, l'œil est droit, le mouvement vers le nez est nul, la pupille est immobile comme avant l'opération, la conjonctive est moins gonflée que la veille. Prescription : trois soupes grasses, eau froide sur l'œil. La résolution de l'ecchymose du premier œil opéré se fait assez rapidement.

15. — Le malade passe à la demi-portion.

16. — Les trois quarts d'aliments sont accordés. La rougeur a singulièrement diminué; les yeux sont très-droits, ils commencent à marcher avec unité; l'emploi de l'eau froide est cessé; l'opéré ne reste à l'hôpital que parce qu'il n'est pas guéri des plaies aux doigts, suite de la congélation.

Cet opéré sera présenté à MM. les membres de l'Académie royale de Nancy, lors de la première réunion.

CINQUIÈME OPÉRATION.

(15 février 1841.)

STRABISME CONVERGENT DE L'OEIL GAUCHE. SECTION ET RÉSECTION DU MUSCLE DROIT INTERNE. GUÉRISON.

—

Le sujet de cette observation est une jeune et jolie personne de 14 ans; l'œil gauche est tourné fortement en dedans, les deux pupilles se contractent uniformément, la portée des deux yeux est inégale, l'œil strabique lit d'un pied moins loin les gros caractères. Lorsque cette demoiselle regarde avec l'œil droit directement en avant, elle aperçoit distinctement par l'œil gauche les objets situés à sa droite. Ces deux visions ont lieu sans se confondre, les yeux sont assez saillants. Le strabisme, d'après les renseignements pris, reconnaît pour cause la mauvaise position du berceau où couchait mademoiselle ***. à l'âge d'un an. Le strabisme existe depuis cette époque. (1)

L'opération a lieu le 15 février. Mademoiselle *** montre beaucoup de fermeté, elle ne remue point, se

(1) Cette origine du strabisme rentre dans la troisième cause que j'ai signalée : contraction musculaire. Seulement, dans les cas analogues à celui-ci, la contraction du muscle est volontaire, primitivement du moins; car plus tard il se contracte malgré la volonté.

plaint à peine, l'opération se fait avec facilité, le muscle est coupé à quatre lignes de la cornée, puis il est réséqué jusqu'à la cornée même, la sclérotique apparaît nacrée, largement dépouillée de ses adhérences aponévrotiques. L'œil est droit, il peut encore, d'après la volonté de la malade, se tourner très-légèrement vers le nez.

Je ne puis expliquer cette conservation du mouvement, qu'en pensant que le tissu cellulaire qui, dans l'état normal, retient le muscle à l'œil a été baigné par quelques gouttes de sang, gonflé par cela même, et forme alors une liaison momentanée du muscle au globe oculaire. (Prescription : diète, bain de pieds sinapisé, eau froide sur l'œil.)

Le soir même de l'opération, l'œil présente déjà bien moins de rougeur, on aperçoit encore la sclérotique à nu. La douleur de l'œil est presque nulle, mais il se montre un peu de céphalalgie, de la chaleur à la peau et une légère accélération du pouls. Je pratique une saignée.

16 février, lendemain de l'opération. — La malade a fort bien dormi, l'œil est moins rouge, la peau est fraîche, le pouls naturel, plus de douleur de tête. Lorsque les deux yeux fixent un objet, il n'y a plus double vision, comme avant l'opération ; le mouvement vers le nez n'est plus possible comme il l'était encore immédiatement après la section du muscle. L'opération a donc un succès complet. (Prescription : eau

froide sur l'œil, deux potages pour la journée.) Pour contraindre le muscle à former sa nouvelle adhérence au globe oculaire le plus loin possible de la cornée, je couvre d'un bandeau l'œil non opéré, ainsi que la moitié interne de celui qui a subi l'opération; la malade est forcée chaque fois qu'elle veut voir de porter son œil fortement en dehors.

17 février. —La nuit a été bonne, la santé est parfaite, il n'existe plus aucune douleur. L'œil est bien moins rouge que la veille; il commence à suivre l'œil droit dans ses mouvements; il ne peut pas cependant se tourner encore complétement vers le nez. La jeune malade est mise aux aliments légers.

19 février, cinquième jour depuis l'opération.—Mademoiselle assiste à un spectacle, et le lendemain 20, à un bal.

RÉFLEXIONS

SUR LES PRINCIPALES

MÉTHODES OPÉRATOIRES.

Les observations que je viens de faire connaître prouveront, j'espère, la sûreté du procédé opératoire qui a été employé. Au premier abord, les instruments semblent nombreux; mais qu'importe, s'ils n'empêchent pas la rapidité de l'exécution. La première opération a été pratiquée en 90 secondes, les autres ont été plus longues, mais aussi que de difficultés ont présentées la troisième et la quatrième. Ces deux opérations démontrent même combien il vaut mieux être prudent et moins brillant peut-être, car il est impossible de voir les obstacles s'accumuler en aussi grand nombre sur un même individu. Il me reste à signaler les difficultés à surmonter, et les écueils à éviter dans la pratique de cette délicate opération.

L'écartement des paupières n'est pas toujours aussi facile qu'on le croirait, la paupière inférieure surtout offre quelquefois beaucoup de résistance à vaincre pour être abaissée; les larmes qui viennent la mouiller font souvent glisser le doigt qui la maintient, il faut avoir le plus grand soin de la tenir sèche. La muqueuse palpébrale remonte quelquefois beaucoup sur l'œil, lorsqu'on abaisse la paupière; dans ce cas, l'aide doit poser le doigt à la fois sur la paupière et sur cette muqueuse qu'il empêche ainsi de remonter.

Le temps de l'opération qui consiste à accrocher l'œil avec l'airigne est parfois d'une grande simplicité, lorsque l'on a affaire à un individu patient et docile, mais quelquefois ce temps est extrêmement difficile ou même impossible à exécuter. Il faut toujours avec le doigt exercer préalablement une légère pression sur l'œil, on l'habitue ainsi à être mis en contact avec les instruments; sans quoi il fuit sous eux, ou les emporte dans son mouvement. Si l'implantation de l'airigne est évidemment impossible, il faut saisir la conjonctive avec les pinces près de l'angle de l'œil, et alors on parvient avec une autre pince à saisir la portion de cette membrane qui avoisine la cornée, l'œil est fixé ainsi assez bien, et l'on peut inciser entre les deux pinces.

Je me suis déjà expliqué sur l'utilité d'un couteau tranchant pour fendre la conjonctive, je ne me repèterai pas, j'ajouterai seulement que, si l'immobilité de l'œil est de première nécessité pour bien opérer, c'est ensuite le temps dont je m'occupe qui rend le reste de l'opération profitable. En effet, si la conjonctive n'est point largement fendue, les instruments ne peuvent pénétrer avec facilité jusqu'au muscle, et si l'incision ne s'étend point jusqu'à la sclérotique même, on s'égare dans le tissu cellulaire sous-conjonctival. Le lieu de cette section de la conjonctive est aussi bien important à établir. Si l'on incise loin de la cornée, on coupe le muscle dans l'ouverture même, et de là, action de l'air, suppuration et bourgeons charnus; si au contraire on incise à deux lignes environ de la cornée, on doit décoller, il est vrai, une plus longue portion de la membrane pour arriver sur le corps charnu du muscle; mais aussi quels avantages ne retire-t-on pas de cette manière de faire. D'abord, lors de l'opération même, on forme, en procédant ainsi, un cul de sac dans lequel les larmes et le sang ne s'épanchent point; ce qui facilite singulièrement la section du muscle, puis l'opération finie, la conjonctive recouvre les fibres musculaires bien au delà du point ou elles ont été coupées ou réséquées. Partant, la section musculaire rentre dans la méthode souscutanée employée dans les sections des gros muscles, et l'on n'a pas la crainte de voir la suppuration et des bourgeons charnus qu'il faut ensuite réséquer, ce qui constitue une seconde opération.

Si les temps de l'opération ci-dessus indiqués ont été exécutés avec calme et précision, la section du muscle sera facile ; il apparaît comme de lui-même, lorsqu'avec le couteau mousse on a décollé la conjonctive. Il faut se souvenir que les muscles de l'œil, non-seulement s'insèrent par leurs deux extrémités, mais qu'ils sont encore unis intimement au globe oculaire par un tissu cellulaire. Les crochets que j'ai imaginés ont pour but non-seulement de rassembler toutes les fibres du muscle, pour ainsi dire, mais encore de détruire toutes les adhérences qui le retiennent au globe oculaire; ils ont aussi le grand avantage de faciliter la section. Dans mes premières opérations, je me suis contenté de couper le corps du muscle; je pense maintenant que la résection d'une portion musculaire est bien préférable, et je l'ai mise à exécution dans les trois dernières opérations que je cite ici. Par cette résection, le muscle se trouve plus court, il se rétracte plus profondément, s'implante plus en arrière sur le globe oculaire, et, par suite, ne récupère pas la propriété contractile exagérée qu'il possédait avant l'opération. Pour pratiquer cette résection, le muscle étant soulevé sur les deux crochets, il faut le couper le plus près possible du crochet qui avoisine son attache postérieure, le plus loin possible par conséquent de la cornée; le muscle se rétracte aussitôt, et on réséque sa portion charnue antérieure contre la sclérotique même; on doit avoir l'attention de couper aussi toutes les adhérences aponévrotiques au-dessus et en dessous de son attache antérieure.

Cette résection n'augmente pas les douleurs de l'opéré, puisque la première section a détruit la continuité du muscle. Cette résection est facile en général et voici pourquoi; après la première section, l'œil reste presque immobile ; il ne peut plus se mouvoir que du côté où les muscles n'ont pas été intéressés, ce qui favorise ce temps de l'opération. Il importe beaucoup de se servir d'eau froide pour éponger l'œil dans ces divers temps de l'opération; par ce moyen, les petits vaisseaux sont crispés et ne donnent alors pas de sang. Pour plus de facilité, on place une éponge grosse comme une noisette entre les branches d'une pince à disséquer et à bouton; on peut alors la passer entre les instruments sans les déranger. Il est beaucoup plus facile de couper le muscle interne de l'œil gauche et le muscle externe de l'œil droit que les muscles internes droits et externes gauches; dans les deux premiers cas, on tient le couteau de la main droite; dans les deux autres, il faut se servir de la main gauche; de là léger embarras. Aussi est-il nécessaire de s'habituer à opérer avec la main gauche, car pour la ténotomie oculaire on ne peut pas se placer derrière la personne comme on le fait pour l'opération de la cataracte, parce que les deux mains sont nécessaires, et que celles de l'aide qui relève la paupière gêneraient l'opérateur.

TRAITEMENT CONSÉCUTIF A L'OPÉRATION.

Il est évident, par mes expériences, que l'on peut sans préparation préalable opérer un sujet, mais je pense que les suites de l'opération doivent être surveillées attentivement. J'ai fait plusieurs fois saigner l'opéré ; une autre fois j'ai donné un purgatif; toujours j'ai employé des bains de pieds sinapisés. Au reste, ce régime peut être extrêmement variable, suivant que l'individu est de constitution sanguine, nerveuse, lymphatique. Le traitement local consiste à couvrir l'œil nuit et jour, pendant quatre ou cinq jours avec des linges trempés dans l'eau froide ; je pense que l'eau doit être employée de préférence à tout autre topique. Un collyre avec la pierre divine peut aussi être prescrit, si la résolution de l'ecchymose tarde trop à se faire, ou s'il y a une tendance à l'inflammation ; 5 à 7 centigrammes de pierre divine par 30 grammes d'eau suffisent dans ce cas. Je ne puis dire d'après moi-même le traitement le plus convenable s'il survenait des accidents ou des bourgeons charnus, puisque je n'ai encore rien observé de semblable après mes opérations. Chez la personne qui fait le sujet de ma deuxième observation, il y avait tendance à un léger boursouflement du tissu cellulaire conjonctival ; le collyre avec la pierre divine l'a arrêté immédiatement.

Il est très-utile dans certains cas de ne permettre à l'opéré de voir que par l'œil seul qui a subi l'opération, par là on empêche le muscle coupé de former des adhérences trop en avant avec le globe oculaire; l'individu strabique ne sachant se servir que d'un seul œil, on pourrait craindre aussi, sans cette précaution, de voir l'œil opéré rester d'abord immobile, et plus tard se tourner vicieusement.

Après ma troisième et ma cinquième opération, j'ai couvert ainsi l'œil non opéré. Je pense que si les craintes de rechute existaient, il serait prudent de couvrir quelque temps l'œil non opéré, et de forcer celui qui a subi l'opération, de voir à travers une plaque de carton concave montée sur des lunettes et percée à la partie de sa circonférence vers laquelle on désire que l'œil se tourne, en dehors si l'individu opéré avait un strabisme convergent, etc.

Il me reste maintenant à déterminer les modifications qui me sont propres dans le procédé opératoire.

Lorsque je pratiquai pour la première fois cette ténotomie, je n'avais connaissance que d'une seule opération faite à Londres, d'après le premier procédé de Dieffenbach, on décollait alors la conjonctive avec le couteau tranchant, on soulevait le muscle avec un simple stylet, et on le coupait une seule fois. Aussi les opérations pratiquées à Londres furent loin de réussir toutes. Il est vrai que les chirurgiens qui avant moi ou en même temps que moi, ont opéré les yeux strabiques, ont imaginé à peu près les modifications apportées par moi dans le procédé opératoire; mais la date de ma première opération prouve qu'il y a eu seulement coïncidence d'invention. J'insiste surtout sur l'introduction de mes deux crochets mousses dans le manuel opératoire.

Comme presque tous les opérateurs, j'ai choisi le procédé de Dieffenbach, en le modifiant toutefois; M. Guérin a appliqué à la section des muscles de l'œil le procédé qu'il emploie pour les sections souscutanées. Ces deux méthodes opératoires sont les seules imaginées jusqu'à ce moment, car on ne peut donner le nom de méthodes aux modifications plus ou moins ingénieuses introduites dans le procédé de Dieffenbach par les différents chirurgiens.

Je crois que le procédé de M. Guérin ne peut servir à la résection du muscle, et que la résection doit cependant être préférée à la simple section qui expose au trop peu de retrait du muscle, comme je l'ai indiqué plus haut.

FIN.

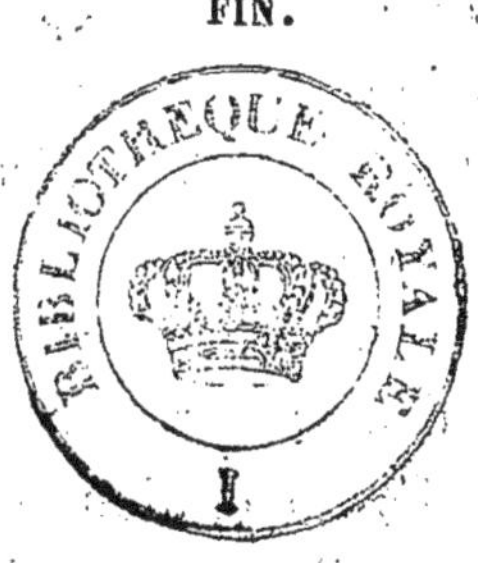

www.ingramcontent.com/pod-product-compliance
Ingram Content Group UK Ltd.
Pitfield, Milton Keynes, MK11 3LW, UK
UKHW021532260726
13993UKWH00004B/1953